DIFFÉRENCE

ENTRE

le Magnétisme
et l'Hypnotisme

AU POINT DE VUE THÉRAPEUTIQUE

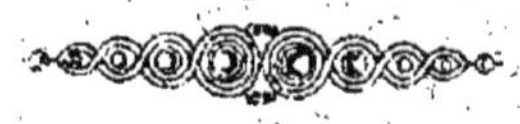

PARIS
H. DURVILLE, Éditeur.

DIFFÉRENCE

ENTRE

LE MAGNÉTISME ET L'HYPNOTISME

AU POINT DE VUE THÉRAPEUTIQUE

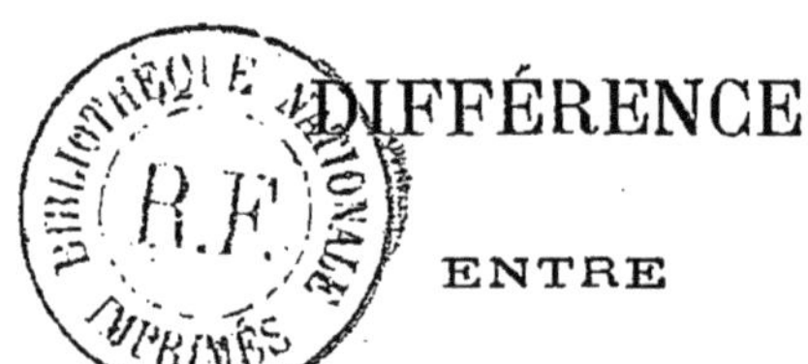

ANGERS. — IMP. BURDIN ET Cie, 4, RUE GARNIER

DIFFÉRENCE

ENTRE

LE MAGNÉTISME ET L'HYPNOTISME

AU POINT DE VUE THÉRAPEUTIQUE

PAR

ALBERT D'ANGERS

Professeur à l'École de Magnétisme et de Massage
de Paris.

PARIS

LIBRAIRIE DU MAGNÉTISME

H. DURVILLE

23, RUE SAINT-MERRI (IVᵉ)

1905

PRÉFACE

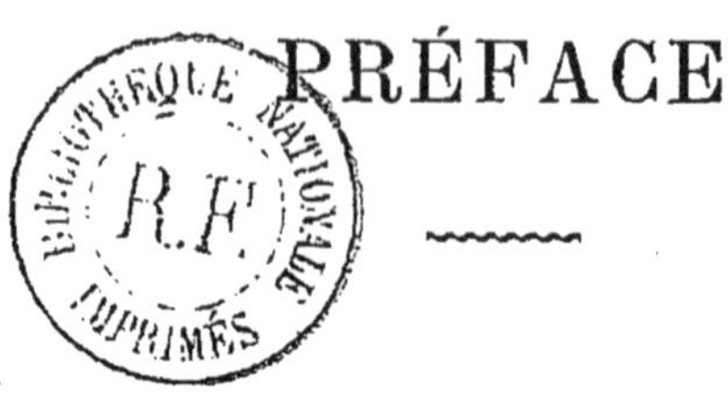

Je n'ai pas la prétention d'étudier ici le magnétisme et l'hypnotisme au point de vue scientifique ni d'entrer dans des considérations philosophiques. J'ai seulement l'intention d'exposer ces deux sciences de façon à établir la différence qui existe entre elles, afin de combattre un préjugé qui fait que beaucoup de personnes croient que les magnétiseurs endorment les malades pour les soigner, erreur que tout le monde semble prendre plaisir à perpétuer en présentant on ne sait pourquoi l'hypnotisme comme le magnétisme sous sa dénomination nouvelle quoique ces deux sciences présentent chacune leurs phénomènes particuliers.

Ce petit travail s'adresse au public qui, n'ayant pas d'études spéciales à faire confond nos procédés avec ces expériences de sommeil provoqué, de suggestion et de transmission de pensée qu'on lui présente presque toujours comme étant du domaine du magnétisme, bien que cet ordre de phénomènes soient complètement étrangers à nos pratiques.

Je m'adresse également aux praticiens qui doivent,

autant que cela leur est possible, chercher à rétablir l'ordre dans les choses en dégageant notre science des préjugés dont on s'est toujours plu à l'entourer.

Je pense que cette brochure pourra être considérée comme le complément de celle déjà publiée par Berco : *Différences et analogies entre le magnétisme et l'hypnotisme* dans laquelle l'auteur a traité ces deux sciences au point de vue expérimental.

ALBERT.

PREMIÈRE PARTIE

QU'ENTEND-T-ON PAR MAGNÉTISME ?

Le mot magnétisme est employé en physique pour désigner l'ensemble des propriétés des aimants et, quand un physicien parle du magnétisme ou des propriétés magnétiques, c'est toujours de l'aimant et de ses propriétés qu'il veut parler.

Les Grecs qui découvrirent la pierre d'aimant dans les environs de la ville de Magnésie, en Asie-Mineure, lui donnèrent le nom de Magnès (rappelant le nom du lieu d'origine) qui, en latin, devint *magneticus*, d'où le mot magnétisme désignant la propriété qui les caractérise.

En physique, le mot aimant est resté le terme générique désignant toute substance qui possède la propriété naturelle ou acquise d'attirer le fer et de prendre la direction du méridien, tandis que le mot magnétisme désigne plus particulièrement l'ensemble des propriétés des aimants.

On a depuis longtemps observé dans le corps humain certaines propriétés qui ne sont pas sans analogie avec celle de l'aimant, et au XVIe siècle on a donné à l'ensemble de ces propriétés le nom de *magnétisme*. C'est le magnétisme animal de Mesmer, le magnétisme vital, le magnétisme humain, le magnétisme personnel des magnétiseurs contemporains (*Physique magnétique*, Durville).

Quand un physicien parle du magnétisme, on sait donc qu'il s'agit de l'action dynamique que les aimants exercent entre eux.

De la part d'un magnétiseur le même mot signifie l'action qu'un individu exerce ou peut exercer sur son semblable.

Vu son étymologie le mot paraît impropre à désigner la pensée du magnétiseur, mais par respect pour les données de l'innovateur (Mesmer), on a cru devoir conserver cette dénomination (Congrès magnétique international, 1889).

Donc le magnétisme peut-être :

1° *Minéral*, quand on parle de l'action des aimants ;

2° *Terrestre*, quand on veut désigner la cause des phénomènes d'inclinaison et de déclinaison qu'on observe sur l'aiguille aimantée ;

3° *Animal* ou *humain*, quand on veut parler de l'influence qu'un homme peut exercer sur un autre et de l'ensemble des phénomènes produits par cette influence.

Cette dernière définition est celle qui nous concerne. Nous entendons donc par magnétisme, l'exhalation fluidique invisible nerveuse de l'homme. Action personnelle de l'homme sur l'homme, que certains auteurs ont désigné différemment : C'est l'*od* de Reichenbach, le *principe vital* de Barthez, l'*électricité animale* de Pétetin, la *force neurique rayonnante* de Barety, le *nervisme* de Luce, le *magnétisme animal* de Mesmer, ou *agent magnétique* des magnétiseurs, appelé aussi agent vital ou fluide nerveux par certains physiologistes.

Cet agent peut se transmettre à l'organisme et produire une réaction dont les conséquences rétabliront les troubles occasionnés par une cause morbide. Maintenant, certaines manœuvres peuvent, à l'aide de cette action, provoquer un *état de sommeil* ou de *somnambulisme* chez certains sujets sensitifs, c'est-à-dire chez des personnes douées d'une sensibilité spéciale ; mais cet ordre de phénomènes auxquels les magnétiseurs anciens donnaient une grande importance, s'écartent tout à fait de la thérapeutique actuelle basée sur la transmission de la vitalité.

Ce qui nous intéresse ici, c'est l'existence de cette force physiologique, sorte de rayonnement vital que nous possédons et qui se transmet par vibrations suivant les données scientifiques modernes.

L'action magnétique inhérente de la nature humaine peut donc se comparer à toutes les autres forces qui s'expliquent par les lois de la physique, comme le son, la lumière, la chaleur, l'électricité. C'est en somme l'électricité du corps humain.

La science actuelle qui a admis officiellement l'agent magnétique comme un agent thérapeutique de premier ordre (Congrès International de médecine, 1900), discute encore sa valeur au point de vue physique.

Ce qui donne prise à cette discussion, c'est que nous n'avons pas encore d'appareils capables d'enregistrer les émanations magnétiques, comme en physique le thermomètre nous montre les variations de la chaleur, le radiomètre l'intensité de la lumière, la boussole le magnétisme propre à l'aimant et au globe terrestre, l'électroscope et le galvanomètre, l'électricité sous toutes ses formes.

Jusqu'à présent, le corps humain peut seul accuser l'existence de ces propriétés vitales et en faire constater la réalité par les résultats que nous obtenons sur les malades, résultats qui peuvent être considérés comme des preuves palpables puisqu'elles se traduisent par un changement appréciable dans l'état physique du malade.

Bien que nous n'ayons pas pour but de satisfaire la curiosité, nous pouvons cependant faire constater la réalité de l'*agent magnétique* sur tout le monde, indépendamment des états pathologiques.

L'expérience permet de prouver qu'aucun être vivant n'est réfractaire à son action et qu'elle se manifeste plus ou moins sur tous les individus en produisant une modification dans l'organisme :

1° Nous pouvons obtenir, grâce à quelques manœuvres de la plus grande simplicité, un changement dans la température du corps des personnes qui se soumettent à nous.

Nous pouvons produire également des changements partiels ou momentanés qui peuvent être révélés par le thermomètre médical.

2° Nous pouvons également transmettre nos vibrations physiologiques qui se font sentir dans tout l'organisme en produisant une suractivité dans la circulation, d'où s'en suivra une accélération sensible des mouvements du pouls que le Sphygmographe pourra enregistrer.

Quoique nous n'ayons ni appareils pour les enregistrer, ni de sens pour percevoir l'action magnétique, rien n'est donc plus facile à chacun que de se rendre compte de son existence par les effets qu'elle détermine sur l'organisme.

Donc, si les émanations magnétiques ne peuvent elles-mêmes être immédiatement enregistrées faute d'un appareil spécial, la conséquence de ces propriétés vitales peut, par contre, être constatée puisque les appareils de physique nous montrent les variations de la chaleur du corps et les changements de qualité du pouls, conséquence de notre action.

Si le galvanomètre, instrument destiné à enregistrer l'intensité des courants électriques par l'observation des variations imprimées à une aiguille aimantée, n'a été inventé qu'en 1820 par Schweigger, c'est-à-dire fort longtemps après la mise en application de l'électricité dont la découverte se perd dans la nuit des temps. Si le Sphygmographe qui permet d'enregistrer les qualités du pouls n'a été inventé que vers 1860 par Marey, alors que les mouvements du pouls ont commencé avec le premier homme, nous avons tout lieu d'espérer qu'on arrivera un jour à découvrir un appareil propre à enregistrer les émanations magnétiques inhérentes à l'organisme humain.

Des découvertes récentes viennent du reste de faire rentrer les données des magnétiseurs dans une voie nouvelle, leur action, niée pendant si longtemps par la science officielle, peut être présentée maintenant au public comme une grande vérité. La science a enfin parlé :

« Cette émanation nerveuse ou psychique, devinée par les magnétiseurs, affirmée par les occultistes, niée par les esprits sérieux et froids, apparaît à présent grâce à M. Charpentier. On la voit, on la mesure ». (Extrait de l'article « Dans l'Inconnu », journal *Le Matin*, 23 décembre 1903).

L'*action magnétique* produit dans le corps humain le calme et l'excitation, changements physiques qui peuvent se comparer à l'attraction et à la répulsion qu'occasionne le courant électrique.

Certains magnétiseurs considèrent la volonté (agent moral) comme le moteur principal du fluide magnétique (agent physique), à l'exemple des physiologistes qui tous admettent que le système nerveux est le moteur de la circulation du sang.

D'après cette théorie, l'action magnétique, véritable manifestation de l'énergie, mise en action par la *volonté*, est cause de tous les phénomènes.

D'autres au contraire prétendent que la volonté n'accélère pas sensiblement la production des effets.

En magnétisme, comme dans la médecine officielle, tous les praticiens ne sont pas d'accord, ainsi l'allopathe et l'homœopathe sont d'un avis tout à fait différent et cependant produisent les mêmes résultats par des moyens tout à fait contraires.

Nous n'avons pas à discuter ici la question de théories car chaque praticien apporte à l'appui de sa doctrine des faits aussi palpables pour prouver la réalité de ce qu'il avance.

(On trouve dans les ouvrages de M. Durville les théories et les procédés des auteurs qui nous ont devancés et le magnétisme, au point de vue technique, y est savamment exposé. *Physique magnétique*, 4 volumes).

Il n'y a du reste pas lieu de discuter sur les moyens employés, car en magnétisme tout est personnel, c'est-à-dire que dans la pratique, chaque professionnel agit selon son tempérament et les guérisons obtenues peuvent seules donner une idée de la valeur du praticien.

Encore une fois en magnétisme il ne s'agit que d'une action physiologique qu'un homme peut exercer sur son semblable.

Cette action se transmet d'un homme à un autre comme la chaleur du corps peut se communiquer d'individu à individu.

On comprendra donc qu'il n'est pas indispensable d'être docteur pour être magnétiseur puisqu'il s'agit d'une action à transmettre à son semblable ; les exemples prouvent que des hommes ignorant complètement la médecine furent de puissants guérisseurs. Il n'est du reste pas besoin de diplôme pour guérir son semblable.

La science officielle, peu tolérante pour tout ce qui n'est pas de sa compétence et étranger à son programme, s'est cependant vue dans l'obligation d'accepter le magnétisme comme ayant une valeur curative indéniable, étant donnée la répétition fréquente des guérisons obtenues par son application.

En magnétisme donc pas de sommeil mais la transmission d'un agent physiologique pénétrant les tissus et capable d'aider les forces médicatrices de la nature.

Chez le magnétiseur une disposition particulière ainsi que l'intuition jouent un rôle considérable dans la pratique.

Comme aucun agent étranger n'intervient dans notre pratique, la cause de la production des phénomènes réside donc bien chez le magnétiseur lui-même; nous pensons donc pouvoir présenter notre méthode comme un moyen naturel puisqu'il émane de la nature même.

On peut donc résumer ainsi l'ensemble de la théorie du magnétisme humain : une communication d'une force fluidique qui s'établit du magnétiseur au malade.

Cette définition, si explicite du Dr Baraduc, résume bien en quelques mots toute la science du magnétisme : « Pour faire du magnétisme, il faut être deux : un magnétiseur et un malade, l'un consentant à mettre son dynanisme vital sous l'une de ses formes, et l'autre acceptant de le recevoir ; c'est une question de rapport et de transmission dont les agents, encore indéterminés dans leur essence, existent cependant et seront un jour démontrés. »

Pour les anciens magnétiseurs, cet agent était un fluide propre à l'économie humaine qu'ils appelaient fluide magnétique (Théories de De Puységur, Deleuze, Du Potet, Lafontaine, etc.) Pour les contemporains, c'est une forme du mouvement, une manifestation de l'énergie (Durville), c'est *le ton* du mouvement, la manière d'être qui constitue l'état de santé physique, se transmettant de proche en proche par ondulations du magnétiseur au malade comme la chaleur se transmet d'un corps à un autre.

Avec ces deux hypothèses fluide ou mouvement vibratoire, un véritable échange se produit et une sorte d'équilibre vital cherche à s'établir de l'un à l'autre.

Le magnétiseur puise ensuite dans la nutrition et dans le milieu ambiant le principe de vie qu'il a perdu pour rétablir chez lui la somme d'énergie dont il a besoin.

L'action magnétique étant une action essentiellement physiologique, on peut admettre qu'elle se trouve à l'état latent chez tout le monde, mais les exemples prouvent que certains individus la possèdent à un plus haut degré que d'autres, et que les hommes les mieux doués peuvent, par son application, obtenir des guérisons qui paraissent dépasser tout ce que l'imagination peut concevoir.

Naturellement les connaissances de cette science peuvent s'acquérir par tout le monde, mais les résultats que l'on peut obtenir par cette méthode ne peuvent être qu'en rapport avec les dispositions de chacun. Il en est de même dans tous les arts et dans toutes les sciences, où la conception naturelle est le principal facteur.

Comme le traitement magnétique réside dans la communication d'un agent vital, le traitement est donc accessible à tout le monde depuis l'enfant naissant jusqu'au vieillard, de même qu'il est applicable chez les malades très faibles et sans connaissance chez lesquels il peut ramener la vitalité.

Les magnétiseurs ne font jamais usage de la suggestion qui, à notre avis, est d'une efficacité discutable puisqu'elle ne peut s'appliquer à tous les âges et dans toutes les circonstances.

Grâce à sa puissance de pénétration, l'action magnétique pénètre dans l'organisme à travers les vêtements et ce moyen curatif pratiqué par un professionnel compétent est toujours sans danger, car l'organisme malade ne peut accepter que la quantité d'énergie dont il a besoin.

Le magnétiseur peut du reste, à volonté, augmenter ou diminuer l'activité du mouvement qu'il communique au malade pour arriver à donner à celui-ci le *ton* qui lui convient. C'est là le secret du praticien qui connaît à fond les *ressources* de son art.

Nous allons maintenant passer en revue le plus brièvement possible les procédés généraux employés dans la thérapeutique.

Rapport. — Se mettre en rapport, c'est établir entre soi et la personne que l'on veut soigner une sorte de contact sympathique ayant pour but d'établir d'un organisme à l'autre une communication de courant dynamique.

A cet effet, le praticien prend les mains de son malade et se concentre en lui-même de façon de se mettre dans l'état le plus favorable d'expansion radiante.

Le praticien bien doué s'habitue très facilement à se mettre, de lui-même, dans ces états vibratoires spéciaux qu'il veut communiquer.

Le magnétiseur devient donc une sorte de machine produisant en elle-même l'agent qui doit servir à la production des phénomènes.

Pour augmenter son *énergie* ordinaire et pour être en état d'agir d'une façon plus appréciable que dans les circonstances ordinaires de la vie, le magnétiseur cherche donc à se mettre dans une disposition physique et morale spéciale, disposition analogue à celle qu'il veut obtenir chez le malade. Dans tous les cas, il doit se mettre dans un état *actif* pour *donner*, par rapport au malade qui reste dans un état passif pour *recevoir*.

Le malade doit donc être assis ou couché le plus commodément possible de façon à se mettre, par une détente physique, dans l'état de *réceptivité* le plus complet.

Imposition. — L'imposition consiste à appliquer les mains à plat sur les parties du corps où l'on veut exercer une action, en ayant soin d'écarter légèrement les doigts sans contraction ni raideur.

Dans la pratique, les impositions se font le plus souvent par dessus les vêtements ou les couvertures, selon que le malade est assis ou couché; l'expérience permet de démontrer que l'épaisseur des étoffes, quand elles sont bien tendues, ne nuisent en rien à la communication qu'on veut établir.

Quand les parties où l'on doit imposer les mains le permettent, on peut faire l'imposition à nu sur la peau, car dans ce cas on bénéficie de l'action calorique qui augmente l'efficacité.

Passes. — On comprend par passes tous les mouvements faits avec les mains par dessus les vêtements. On peut les faire à distance de quelques centimètres du malade ou en le touchant légèrement du bout des doigts. Les passes en long sont dites longitudinales, les passes en tournant sont dites rotatoires. Les passes longitudinales se font de cette façon : Se placer en face du malade, lever les mains un peu au-dessus de sa tête, les doigts en avant, la paume de la main vers la terre, les descendre le long du corps à une distance de quelques centimètres, les remonter le long de soi (en les fermant) et recommencer ainsi ce mouvement plusieurs fois. Selon les cas, on fait les passes sur toute la longueur du corps, ou de la tête à l'estomac, ou bien de l'estomac au bas des jambes. Elles se font lentement ou rapidement ; dans ce dernier cas, elles sont dites passes à grand courant.

On fait aussi des passes transversales, rotatoires, et des

passes hélicoïdales qui sont une variété des passes indiquées ci-dessus.

Insufflations. — Comme le nom l'indique, l'insufflation consiste à diriger son souffle sur la partie où l'on veut agir.

Elle peut être chaude ou froide.

Pour l'insufflation chaude, on pose sur la partie du corps que l'on veut actionner une étoffe pliée en quatre, de préférence de la flanelle. On applique la bouche sur cet endroit, et en ménageant bien son haleine on pousse une expiration lente et aussi prolongée que possible.

Quand on sent que l'expiration va manquer on se relève, on aspire à nouveau et on recommence ainsi deux, trois ou quatre fois.

Pour l'insufflation froide, on se place à vingt ou cinquante centimètres de l'endroit où l'ou veut agir et on dirige sur ce point un souffle rapide, comme si l'on voulait souffler sur une lumière pour l'éteindre.

Effleurage. — Comme le nom l'indique, l'effleurage est une sorte de passe traînante qui se fait en touchant légèrement le malade de l'extrémité des doigts. Le contact distingue l'effleurage de la passe ordinaire, et se fait généralement sur des endroits de petite étendue.

Frictions. — Les frictions se divisent en frictions palmaires et digitales, frictions longitudinales et rotatoires.

Les frictions palmaires se font avec la main ouverte portant bien à plat les doigts écartés légèrement sans raideur.

Les frictions digitales se font avec la main ouverte, les doigts légèrement écartés et un peu courbés sans les raidir.

Les frictions longitudinales se font ou avec la main ouverte et à plat ou seulement du bout des doigts tout le long du corps ou sur une certaine longueur, ou bien encore sur les membres. Elles peuvent se faire lentement ou rapidement.

Les frictions rotatoires se font avec la main ouverte et à plat ou seulement du bout d'un ou de tous les doigts. Elles peuvent se faire sur toutes les parties du corps, mais elles se font plus particulièrement sur les organes de la nutrition.

Malaxation. — La malaxation est une sorte de pétrissage de l'abdomen et des régions musculaires fait avec les deux mains, toujours de haut en bas, en suivant le trajet du muscle depuis son point d'insertion jusqu'à son point d'attache.

Cette manœuvre, ainsi que la friction, est employée dans le massage ordinaire, mais dans la thérapeutique magnétique elle se fait plus légèrement. On n'emploie ni force ni rudesse, mais on exerce sur les tissus des compressions douces et successives, l'action vitale du magnétiseur étant beaucoup plus efficace que l'action purement mécanique du massage médical.

Vibrations. — La vibration s'obtient en contractant les muscles du bras et de l'avant-bras, on produit ainsi une sorte de tremblement qui se répercute dans tout le corps du malade en le touchant seulement de l'extrémité des doigts.

Les vibrations s'exercent tout particulièrement, sur l'abdomen, sur l'estomac et sur certains points de la colonne vertébrale.

Cette manœuvre est assez difficile à faire. Un magnétiseur compétent doit la produire sans mouvements apparents
du bras et des doigts ; ainsi faite, elle donne au malade la
sensation d'un courant électrique très doux quoique très
perceptible.

Action des yeux. — Tout le monde sait qu'il est certains
individus à l'œil dur dont on supporte difficilement le regard.

Si l'on admet que l'œil de certaines personnes puisse en
influencer d'autres d'une façon désagréable et même nuisible. On comprend facilement que le regard de certains
autres, dirigé dans un but bienveillant, puisse exercer une
action salutaire.

Pour nous, l'œil est un des meilleurs moyens de communication de l'agent magnétique. L'action du regard qu'on
laisse tomber doucement sur un malade placé à une certaine distance, exerce une action calmante très profonde,
pouvant être employée avec succès dans les affections aiguës
et aussi dans le cas d'énervement, d'agacement, ou de
surexcitation du système nerveux.

Comme nous n'employons pas l'action des yeux, dans le
but d'impressionner un sens comme le font les hypnotiseurs,
nous faisons bien observer que nous laissons seulement
tomber doucement le regard sur le malade, ou sur la partie
que l'on veut calmer.

Le rapport, les passes, les insufflations et l'action du regard sont des procédés purement magnétiques, tandis que
l'effleurage, les frictions, les malaxations et les vibrations
constituent des manœuvres désignées dans leur ensemble

sous la dénomination de massage magnétique. Toute la science du magnétiseur réside donc dans l'application de ces différents procédés combinés entre eux suivant les cas.

En tenant compte que ces procédés ont pour but la transmission vitale du magnétiseur au malade, et de stimuler chez lui la *tension dynamique* déprimée, on se rend compte facilement que le massage magnétique n'a rien de commun avec le massage ordinaire. Il est basé sur des principes férents et produit des effets de tout autre nature.

Outre l'action mécanique, thermique et électrique du massage médical, le massage magnétique a une *action dynamique* incontestable qui le rend bien supérieur, et peut s'appliquer dans les cas où le massage ordinaire ne pourrait pas être supporté.

Nous allons maintenant, d'une façon succincte, donner un aperçu des propriétés particulières de ces différents procédés.

Le rapport a pour but d'établir la communication vitale entre le magnétiseur et le malade dans l'intention de favoriser l'action des autres procédés.

L'imposition a une action calmante et sédative agissant sur les courants nerveux et consécutivement sur la circulation du sang, et le cours des humeurs. En cas de contraction, elle produit une détente musculaire, calme les irritations, favorise les sécrétions et les excrétions, faisant ainsi cesser les obstructions qui nuisent au bon fonctionnement de l'organisme.

Les passes ont pour objet de saturer, de produire comme une espèce de rapport intime entre les cellules organiques. Elles équilibrent le système nerveux et par suite la circulation reprend son cours normal.

Leur action est calmante; prolongées, elles produisent la somnolence qui peut aller jusqu'au sommeil (expérimentation).

Les passes longitudinales agissent sur l'ensemble de l'organisme; les passes rotatoires et élicoïdales agissent d'une façon plus active sur les engorgements localisés.

Les insufflations chaudes ont un grand effet sur les articulations, sur le sommet de la tête, le cervelet, les tempes, les yeux, les oreilles, le cœur, l'épigastre, les organes de la nutrition et sur la colonne vertébrale.

Elles combattent les obstructions, les engorgements, les syncopes, les asphyxies, les maux d'estomac, les coliques hépatiques et néphrétiques, les migraines, les affections glanduleuses, la catalepsie, la léthargie, les maux d'oreilles, les suppressions, etc.

Elles favorisent les sécrétions et réveillent les mouvements du cœur et de la respiration. L'insufflation froide possède, comme les passes transversales, une action essentiellement dégageante et rafraîchissante. Elle dégage la tête et a aussi une action bienfaisante dans les convulsions et les attaques de nerfs.

L'effleurage, en plus des propriétés des passes, agit d'une façon reflexe sur l'organisme.

Pratiqué à la fin d'une séance, l'effleurage régularise l'action magnétique, dégage la tête, facilite la respiration gênée et tend à réchauffer les extrémités froides.

Les frictions constituent un excellent moyen révulsif. Elles facilitent la résolution des engorgements, des tumeurs et des parties enflammées; elles stimulent les fonctions de la peau et des organes, réveillent la vigueur des tissus et la vitalité déprimée. Elles transforment les éléments morbides de l'économie en éléments nouveaux physiologiques et réparateurs.

La malaxation est faite dans le but de rétablir le mouvement ondulatoire des intestins et pour entraîner les fluides élastiques du côlon vers le rectum.

Elle redonne la souplesse aux muscles et agit puissamment sur l'engorgement des articulations et les ankyloses.

Les vibrations ont une propriété vitale par excellence. Elles engendrent dans l'organisme une sorte de courant magnétique qui réveille la tonalité. En se communiquant de proche en proche aux cellules nerveuses, cette action magnétique ranime la tonalité des tissus dans les profondeurs les plus intimes de l'organisme et tentent à rétablir l'équilibre momentanément perverti par des causes morbides.

C'est là, bien entendu, un aperçu très sommaire des propriétés particulières de chacun de ces procédés. Je ne crois pas devoir m'y arrêter plus longtemps, ayant simplement pour but de permettre au lecteur de faire la différence entre les procédés magnétiques et les procédés hypnotiques.

Il n'y a pas d'erreur possible. Le magnétisme thérapeutique repose sur des principes *essentiellement* physiologiques. Il y a une action qui influe sur la matière et cette action est bien la cause productrice des phénomènes.

L'action magnétique, agissant d'une façon physiologique, il n'est pas indispensable d'avoir confiance pour bénéficier de ses avantages, de même que l'incrédulité ne peut y mettre aucun obstacle.

Comme la confiance n'est pas indispensable, le malade conserve son libre arbitre. L'action magnétique produit son effet même si on n'y croit pas ; de même que l'on sent le courant d'une pile électrique quand on tient en main les électrodes, alors même que l'on s'obstinerait à nier l'existence du courant.

Les résultats que nous obtenons sur les tous jeunes enfants avant l'âge de raison sont une preuve indiscutable que l'imagination *n'est pour rien* dans notre pratique.

Pour suivre un traitement magnétique le malade doit, selon son état, être assis ou couché, mais placé le plus commodément possible de façon à éviter toute fatigue physique. Il doit, comme on dit vulgairement, *se laisser aller*; ces conditions observées le mettent dans l'état de réceptivité favorable à notre action.

Les sensations éprouvées par le malade prouvent bien le travail que l'action magnétique produit dans l'organisme.

A la suite des premières séances, le malade éprouve comme une sorte de lassitude, un énervement passager, des fourmillements dans les membres, surtout dans les extrémités, des démangeaisons à la tête, à la peau, et une sorte de bouleversement dans l'intérieur qui fait quelquefois l'effet de petites coliques sourdes.

Les douleurs anciennes se réveillent ou les accidents particuliers à la maladie reparaissent, ce qui fait repasser la maladie par toutes les phases où elle a déjà passé.

S'il y a des plaies récentes ou anciennes, le malade y sent des picottements, des démangeaisons, et en cas d'anciennes fractures, il y constate un travail singulier, quelque chose qui lui rappelle le dérangement dont ces parties ont été le siège et les douleurs qu'il a endurées.

Les personnes qui ont été opérées, serait-ce même depuis

plusieurs années, ressentent des tiraillements ou des démangeaisons dans les endroits où ont été fait les points de suture.

Une chaleur bienfaisante envahit l'organisme ; les pieds, quand ils sont froids se réchauffent et le malade éprouve une sensation de bien-être inaccoutumé.

L'anémique reprend des forces ; celui qui est épuisé par une longue suite de souffrances éprouve, sous l'action d'une seule séance, un bien-être considérable, à la suite duquel il retrouve le sommeil, l'appétit, la force qu'il avait perdus.

Tels sont les principaux effets qui se produisent chez le malade et les sensations qu'il éprouve indépendamment des résultats bienfaisants qui se produisent dans sa maladie.

Ces phénomènes vitaux, qui se produisent avec plus ou moins d'intensité, sont une preuve certaine que le magnétiseur communique bien une partie du *principe vital* qui est en lui.

L'imagination du malade est donc étrangère dans la production des effets ; si parfois elle entre en jeu, ce n'est que lorsque celui-ci a constaté les changements qui se sont produits dans son état.

Le magnétisme, considéré comme agent thérapeutique, a droit à une place au même rang que les agents physiques compris dans le cadre de la pratique médicale.

Ainsi exposé, nous pensons que le magnétisme cessera d'être confondu avec l'hypnotisme qui tient tout son pouvoir de l'imagination, comme on pourra s'en rendre compte tout à l'heure.

Cliché obtenu par MM. Brandt et David, par la méthode de Luys,
au laboratoire de radiographie.

(*Journal du Magnétisme*, 1er trimestre 1898.)

CONCLUSIONS : EN MAGNÉTISME

1. Un agent physiologique se dégage du magnétiseur.

2. Tout le monde ne peut pas être magnétiseur.

3. Le malade ne dort pas, il conserve la plénitude de ses facultés mentales.

4. Le traitement n'exige jamais l'emploi de la suggestion.

5. La réaction occasionnée par l'action magnétique est la cause productrice des phénomènes (changements physiques).

6. La confiance n'est pas indispensable, et l'incrédulité ne met aucun obstacle dans la production des effets.

7. Les enfants avant l'âge de raison et les personnes sans connaissance, peuvent bénéficier des avantages de ce moyen curatif.

8. Tout le monde peut donc subir le traitement magnétique.

9. Le soulagement est certain et les guérisons toujours durables.

10. L'action magnétique n'occasionne jamais le moindre danger.

11. Le magnétisme est lui avec ses phénomènes particuliers.

DEUXIÈME PARTIE

QU'ENTEND-ON PAR HYPNOTISME ?

Le mot hypnotisme est généralement ainsi défini :

Sommeil qui n'est pas naturel et qu'on obtient à l'aide de procédés ; c'est aussi l'ensemble des phénomènes qui constitue le sommeil artificiel provoqué.

Le mot venant du grec, *hypnos*, qui signifie sommeil, il ne peut donc y avoir de confusion, vu son étymologie, c'est bien du sommeil qu'il s'agit, mais d'un sommeil provoqué et non du sommeil naturel.

Certains auteurs ont voulu que le mot hypnotisme soit le nom scientifique et nouveau du magnétisme. Cette dénomination est d'autant plus fausse qu'elle ne s'applique qu'à une partie des faits : *le sommeil provoqué.*

Ce qui causa cette confusion, c'est que les magnétiseurs d'autrefois endormaient souvent leurs malades dans le but de les rendre lucides (somnambulisme) afin qu'ils puissent, eux-mêmes, faire connaître le siège de leurs maladies et au besoin en indiquer le traitement.

Nous allons maintenant voir comment le sommeil artificiel fut confondu avec le magnétisme :

C'est à James Braid, médecin anglais, que l'on doit la découverte de l'hypnotisme.

Assistant à une séance expérimentale du magnétiseur Lafontaine à Londres, en 1841, Braid crut remarquer que le sommeil obtenu était la conséquence de la fixité des yeux du sujet sur les mouvements monotones du magnétiseur. Donc pour lui aucun agent ne se dégageait de l'opérateur, l'attention retenue du sujet était la cause déterminante du phénomène et, comme les magnétiseurs endormaient presque toujours leurs malades, le sommeil constituait donc toute la science du magnétisme.

Poursuivant son idée, Braid fit regarder à un ami le col d'une bouteille, à sa femme l'ornement d'un sucrier en porcelaine, le sommeil se produisit. L'hypnotisme était donc né, l'on pouvait endormir un sujet par les agents physiques.

La prétention des magnétiseurs recevait donc un coup fatal ; leur théorie, basée sur leur action personnelle, était donc renversée, puisque la fixité d'un objet brillant suffisait pour endormir. Une lutte s'engagea donc entre les deux partis et les partisans de cette nouvelle science eurent beau jeu, étant donnée l'opposition que rencontraient les magnétiseurs, quoique le sommeil n'était qu'une partie des faits produits par eux.

Cependant Braid, plus tolérant que ceux qui lui ont succédé, établit lui-même la différence entre ces deux pratiques :

« Pendant longtemps, dit-il, je crus à l'identité des phénomènes produits par ma façon d'opérer et par celle des partisans du mesmérisme (magnétisme). D'après les constatations actuelles, je crois tout au moins à l'analogie des actions exercées sur le système nerveux. Il me parut que la fixité de l'esprit et des yeux s'établissait quelquefois pendant les mouvements monotones des magnétiseurs et qu'ils réussissaient pour ainsi dire par hasard (à endormir), tandis qu'en insistant sur l'importance de tenir les yeux fixés dans la position la plus favorable, l'esprit attaché à une idée, et cela, condition *primaire* et impérieuse, j'obtenais un succès invariable et des effets intenses, contrastant avec les résultats faibles et incertains des autres expérimentateurs. Toutefois, et à en juger d'après ce que les magnétiseurs déclarent produire dans certains cas, il semble y avoir assez de différence pour considérer l'hypnotisme et le magnétisme comme deux agents distincts. »

De son côté Burcq, *dans les origines de la métallothérapie* s'exprime ainsi, définissant également la différence qui existe entre ces deux pratiques :

« Dans le *magnétisme*, le sujet est entièrement passif; il reçoit du magnétisant une force, ou fluide neurique ou autre, peu importe le nom; dans l'hypnotisme, au contraire, le sujet est entièrement actif, c'est lui-même qui fait tous les frais de son nouvel état. »

Ce nouvel état d'une personne hypnotisée est le *sommeil* provoqué comme nous le verrons tout à l'heure par des moyens plus ou moins violents.

Burcq continue ainsi :

« Le *magnétisme*, animal tel que nous l'avons vu appliquer à l'infirmerie mesmérique de Londres, sous la direction de J. Elliotson, et employé souvent nous-mêmes sous les yeux de Rostan, Robert, Maisonneuve, Horteloup père, Trousseau, G. Monad, etc., contre des névroses invétérées, est un

agent thermogène, esthésiogène et dynamogène de premier
ordre, dont on peut suivre les effets curatifs avec le thermomètre, l'esthésiomètre et le dynamomètre, et qui ne saurait
être nuisible que lorsqu'il est appliqué intempestivement.

L'hypnotisme est un agent tout autre; il ne mérite point
assurément, sous le rapport de sa nocivité, tous les reproches
qui ont trouvé de l'écho jusque devant l'Académie des
Sciences : mais par l'expérience que nous avons acquise,
expérience très limitée, il est vrai, en ce sens que le véritable avènement de l'hypnotisme est de date postérieure à
celle où nous fîmes les recherches sur lesquelles est basé ce
travail, nous nous croyons autorisés à dire que les pratiques
hypnotiques tendent généralement à perpétuer, sinon à ag-
graver les états pathologiques dans lesquels les phénomènes
qu'ils déterminent sont seulement possibles et que la
science seule peut en tirer des services.

« Donc la différence entre le magnétisme et l'hypnotisme
est trop grande, en somme, pour qu'il soit possible de continuer à leur appliquer indistinctement la même dénomination. »

Le Dr Fauveau de Courmelles qui, dans son ouvrage inti-
tulé l'*Hypnotisme*, spécifie la différence qui existe entre les
deux sciences, dit bien : « Quand nous emploierons le mot
hypnotisme, le lecteur saura qu'il s'agit du *sommeil* provoqué par les agents physiques, la fixation du regard sur
un objet quelconque ou l'audition d'un bruit soudain. »

On aurait pu croire que la définition de l'innovateur lui-
même, et celle des médecins qui se sont occupés de ces deux
sciences auraient pu aider à rétablir l'ordre dans les choses,
mais au contraire la confusion semble vouloir se perpétuer.

Le nouveau Dictionnaire Larousse semble, de son côté, aider à entretenir cette erreur. On peut lire à la définition du mot magnétisme :

« *Encycl.* : Depuis Mesmer et même depuis James Braid, qui a donné au mesmérisme (magnétisme animal) son nom moderne, l'hypnotisme a fait des progrès considérables. »

Rien n'est plus faux. Dans la citation de Braid, qu'on a pu voir plus haut, on peut se rendre compte que l'innovateur lui-même n'a pas cherché à donner au magnétisme le nom d'hypnotisme, puisqu'au contraire il en établit la différence tout en cherchant à en faire reconnaître les analogies. L'Encyclopédie Larousse commet donc là une erreur qui choque le bon sens, puisqu'il s'agit de deux sciences distinctes présentant des phénomènes particuliers.

Le mot hypnotisme, venant d'hypnose qui signifie sommeil, ne peut pas être et ne sera jamais, le nom moderne, pas plus que le nom futur du mot magnétisme venant de magnès, qui veut dire aimant. Cette explication est en désaccord flagrant avec l'origine des noms.

Nous allons donner maintenant une idée des moyens employés par les hypnotiseurs, appelés aussi fascinateurs, pour obtenir le sommeil :

Procédé de Braid (1840).

Fixation prolongée du regard sur un objet brillant : col de bouteille, boule de métal, lancette, canif, bouton de verre, etc. Les objets sont placés près de la racine du nez, un peu au-dessous du front. La convergence des rayons oculaires, la fixation du regard produisent une fatigue nerveuse d'où vient le sommeil.

Procédé de Durand de Gros (1853).

L'objet brillant de Braid est remplacé par un disque métallique placé dans la main posée en face de soi, sur une table ou sur les genoux. En somme c'est toujours la fixation d'un objet, qu'il soit d'une forme ou d'une autre.

Procédé de Charcot à la Salpêtrière (1878).

1° Audition d'un bruit soudain, gong chinois, tam tam, grand diapason en vibration, coup de feu, coup de sifflet ;

2° Vision instantanée d'un foyer lumineux intense, éclair, arc voltaïque, lumière électrique ou oxydrique.

Ces impressions de l'ouïe et de la vue, ayant réussi plus particulièrement chez des hystériques, Charcot crut que ceux-ci étaient seuls hypnotisables.

La plupart des maîtres en hypnotisme sont de cet avis. « M. Luys, malgré ses idées particulières sur l'hypnotisme, le professeur Pitres de Bordeaux, le professeur Grasset de Montpellier peuvent être rattachés à l'École de la Salpêtrière ; ils ne reconnaissent guère de valeur curative à la suggestion hypnotique que dans l'hystérie. » (Dʳ Cullère).

Comme on peut s'en rendre compte, l'Éminent professeur de la Salpêtrière n'a rien inventé : il n'a fait que faire renaître les expériences, tombées dans l'oubli, que Braid a innovées à Londres plus de trente ans avant lui, en ayant soin de les présenter sous un aspect qui paraissait nouveau. « Il n'en a pas moins eu la bonne fortune, non seulement de réhabiliter l'hypnotisme, mais encore de le venger de ses mésaventures académiques en lui faisant faire une entrée triomphale à l'Académie des Sciences ; ses leçons si suivies à la Salpêtrière y ont largement aidé et n'ont pas peu contribué à rallier les médecins à la cause de l'hypnotisme. » (Binet et Féré).

Braid l'innovateur n'eut certainement pas tant de succès; il a, comme plusieurs, travaillé pour les autres.

« A son époque l'esprit public n'était sans doute pas suffisamment préparé car, ainsi que Carpenter son collaborateur, il échoua à la section médicale britannique en 1842. Toute vérification des expériences fut rejetée. » (Fauveau de Courmelles).

Procédé de Brémaud (1884).

Faire tournoyer le sujet sur lui-même (pour l'étourdir sans doute), faire baisser la tête vers le sol (pour l'étourdir plus facilement).

Faire fixer une lumière intense (pour finir de l'abrutir tout à fait probablement).

Forcer le sujet à regarder brusquement les yeux de l'opérateur (moyen de fascination employé par Donato). Tels sont les procédés abrutissants et sauvages de Brémaud qui peuvent détraquer et déséquilibrer le patient le plus robuste.

Procédé de Faria (1860).

L'abbé Faria qui obtint, au moment où Braid donna de l'extension à l'hypnotisme, une certaine réputation comme hypnotiseur, surtout au point de vue expérimental, faisait asseoir commodément dans un fauteuil la personne qu'il devait hypnotiser, lui recommandait de fermer les yeux et, après quelques minutes de recueillement, lui criait d'une voix forte et impérieuse : dormez !

Ce simple mot, jeté au milieu d'un silence profond et solennel par cet homme énergique, faisait sur le patient une impression telle qu'elle produisait assez rapidement l'état hypnotique.

Cette méthode ne diffère des précédentes que par sa présentation, impression vive de l'ouïe.

L'abbé Faria n'eut point d'imitateur car ce procédé qui lui était particulier ne réussit guère qu'entre ses mains, la volonté puissante et autoritaire dont il était doué était sans doute la cause déterminante du phénomène.

Au temps de Teste (1845), il s'engagea une discussion entre les magnétiseurs et hypnotiseurs.

Teste, qui était magnétiseur, employa un moyen revendiqué par les hypnotiseurs :

Fixation énergique et sans interruption des yeux du sujet. Fixation réciproque du sujet sur les yeux de l'opérateur ou fascinateur. Opérateur placé souvent debout un peu plus haut que le sujet, les bras tendus appuient sur les paumes des mains qui se touchent. Ce procédé employé depuis par Donato (1875 à 1886) agit rapidement sur des sujets dont la vue est fatiguée par le travail, la veillée, les excès ; il est rapide et détermine un état complet d'aboulie.

Ce procédé est-il hypnotique ou magnétique ? Teste étant magnétiseur les praticiens de l'époque admettaient l'action du regard comme puissante, l'œil, disaient-ils, est un des meilleurs conducteurs du fluide magnétique, puisque d'après les données de ce temps il n'était question que de fluide; alors l'action du regard était de leur ressort.

Les hypnotiseurs prétendaient au contraire que ce procédé leur appartenait et voici comment ils défendaient leur cause : En faisant fixer le sujet, on le prie de regarder les points brillants des yeux; or c'est la fixation prolongée de ces points brillants qui détermine la fatigue nerveuse et le sommeil, l'œil devient alors un agent physique irritant.

Ce procédé en effet se rapproche de tous les autres employés par les hypnotiseurs.

Quoique, nous, magnétiseurs, nous ayons la conviction la plus absolue que les yeux soient un puissant moyen de communication de l'agent magnétique, nous devons laisser ce procédé de fixation réciproque du sujet et de l'opérateur comme étant du ressort de l'hypnotisme, surtout quand il a pour but d'impressionner un sens, le sens de la **vue**.

Si **un** magnétiseur emploie un moyen hypnotique pour obtenir le sommeil dans un but expérimental, il ne s'en suit pas que ce moyen devienne un procédé magnétique.

Aujourd'hui cette question aurait été beaucoup plus vite tranchée, puisqu'il est scientifiquement établi qu'en magnétisme il s'agit d'une action vitale transmissible de l'opérateur au malade par des manœuvres qui varient avec chaque magnétiseur, mais qui se rapprochent plus ou moins des procédés généraux qui ont la main seule comme intermédiaire.

Procédé de Luys (à la Charité) (1889).

Contemplation d'un miroir à allouettes en rotation rapide, déterminant la fatigue de l'appareil optique. Ce moyen, comme on peut le voir, n'est qu'une copie exacte de Braid.

Procédé Lasègue.

Occlusion des yeux et pression des globes occulaires avec les doigts. Ce procédé facile réussit paraît-il en quelques minutes sur les sujets hystériques.

Procédé de Kicher (1879).

Pression, friction légère du vertex, pression sur les

tempes. Ce procédé facile n'a pas eu les honneurs de la vogue.

Ce procédé si simple fait supposer que l'auteur n'a guère opéré que sur des hystériques. Voici du reste comment il s'explique dans ses *Études cliniques sur la grande hystérie ou hystéro épilepsie* (1885) :

« Il est rationnel d'admettre que les phénomènes d'hypnotisme qui dépendent toujours d'un trouble du fonctionnement régulier de l'organisme, demandent pour leur développement une prédisposition spéciale, que, d'un accord unanime, les auteurs placent dans la diathèse hystérique. En s'adressant aux hystériques on devra donc obtenir les phénomènes d'hypnotisme les plus marqués. »

Le Dr Grasset partage cet avis. Il dit dans la *Semaine Médicale, 1885* : « L'hypnotisme ne me paraît réussir que dans l'hystérie; on ne doit l'essayer que dans cette névrose. »

Procédé de Pitres (de Bordeaux).

Pression brusque sur les régions ovariennes, sur le front, lobule de l'oreille, bas du dos, chevilles, poignets, de la pointe des omoplates. Ce genre de pression brutale qui, quoique pouvant provoquer le sommeil, en modifie les phases et ramène parfois brusquement à l'état de veille les sujets en état d'hypnose. D'un autre côté, nous pensons que ce genre d'opération peut nuire dans pas mal de cas.

Procédé de Binet et Féré.

Impression prolongée de musc sur l'odorat, titillation du pharynx.

Procédés divers servant au besoin à s'hypnotiser soi-même.

Audition légère et monotone du tic-tac d'une montre posée sur une table sur laquelle on s'appuie; les yuex étant fermés ; mélopée d'une nourrice ; bruit du vent ; crépitations d'étincelles électriques ou du combustible brûlant dans un foyer, ce qui est en réalité une impression auditive faible et répétée au lieu d'une impression brutale comme dans les procédés indiqués plus haut. En s'abandonnant à soi-même sans idée active après dîner, près d'un bon feu, il peut en résulter de la somnolence ou de l'engourdissement. Une attention excessive à une lecture, à une copie, un travail d'aiguille, la fixation prolongée d'un miroir, d'une lampe, plâtre, farine, enfin de tout objet blanc ou brillant peut également provoquer le sommeil.

Ces divers moyens n'appartienent à aucun des auteurs nommés ci-dessus. L'expérience les a révélés, s'ils ne produisent pas l'état d'hypnose aussi rapidement et aussi profondément que les autres, ils sont en tout cas moins fatigants.

Comme on peut s'en rendre compte, toute la pratique de l'hypnotisme est basée sur l'impression plus ou moins brutale d'un sens. L'hypnotiseur est étranger au résultat, il ne se dégage de lui aucune action personnelle de quelque nature que ce soit, le sujet lui-même fait tous les frais de son nouvel état (sommeil provoqué).

«L'hypnotiseur n'est rien, l'hypnotisé est tout », a dit le Dr Luys à une de ses leçons de *la Charité* (*7 juin 1888*).

« Il n'y a pas d'hypnotiseur, il n'y a que des hypnotisés », dit Pickmann au début de ses représentations.

Tout le monde peut donc être hypnotiseur. Il va de soi que les procédés de cette pratique, procédés plus ou moins barbares ou tout au moins fatigants, ne peuvent être employés sur les enfants en bas-âge chez lesquels l'imagination ne peut être mise en jeu. Le Dr Bernheim, de la Faculté de Nancy, dit bien : « Presque tous les enfants, *à partir de l'âge de raison*, sont suggessibles, un petit nombre seulement sont rebelles et incapables de fixer leur attention sur l'idée du sommeil. »

Ces procédés ne peuvent non plus être appliqués chez des malades trop faibles ou sans connaissance et chez les vieillards, ils seraient aussi dangereux à cause du choc produit par l'impression brutale d'un sens. Arrière donc l'hypnotisme dans la plupart des cas.

Chez l'hypnotisé il y a donc nouvel état, *sommeil*, mais un sommeil qui n'est pas naturel.

Le Dr Liebault, maître en hypnotisme, a pourtant tenté d'assimiler les deux sommeils, en leur donnant pour genèse commune : « Le retrait de l'attention loin des sens, et son accumulation dans le cerveau sur une idée qui en est l'élément principal ».

Cette explication ne manque peut-être pas de profondeur, mais avant tout, elle manque complètement de clarté et comme le dit le Dr Imbert-Gourbeyre, professeur à l'École de médecine de Clermont (1852-1888), elle est embrouillée, hypothétique et fausse.

La preuve la plus évidente que le sommeil hypnotique n'a aucun rapport avec le sommeil naturel, c'est que le sommeil de l'hypnose a été décomposé en différents états qui sont :

A. Suggestibilité ou automatisme; B. Somnambulisme; C. Léthargie; D. Catatelpsie; E. Convulsions.

Ces différents états, outre leurs différents degrés d'intensité, présentent également des phases particulières à l'expé-

rimentation ; ainsi par exemple, chez un sujet en catalepsie
on peut obtenir l'extase, un des états les plus curieux de
l'hypnose.

D'un autre côté on conçoit facilement qu'un même sujet
ne rentre pas mathématiquement dans un des états désignés
ci-dessus dont la classification est du reste discutée par les
différentes écoles hypnotiques (Salpêtrière, Nancy, Montpellier, École américaine).

L'observation de M. Paul Regnard, que l'on verra plus
loin, prouve bien que l'hypnotiseur, serait-il docteur de la
Faculté, ne peut dans aucun cas prétendre être absolument
maître de son sujet.

Afin de prouver, sans craindre d'être contredit par personne, que le sommeil provoqué n'a rien de commun avec
le sommeil naturel, nous allons passer en revue les états
hypnotiques en question :

A. *La suggestibilité ou automatisme* est un état pendant
lequel la volonté semble complètement annihilée. Le sujet
veut bien tout ce que l'on veut ; on peut lui dire : vous ne
vous appelez plus un tel, vous êtes ceci ou cela et immédiatement, il prend l'attitude de la personne ou de l'individu
que l'on vient de lui suggérer. S'il souffre, on peut lui faire
croire que son mal a disparu. C'est un automate qui n'op-
pose aucune résistance et qui ne fait aucune réflexion à
l'idée qu'on lui impose.

La suggestibilité est considérée comme le premier degré
de l'hypnose qui occasionne chez le sujet un engourdissement plus ou moins grand avec pesanteur des paupières et
quelquefois même occlusion des yeux.

La suggestibilité est aussi appelée automatisme, car un

mouvement quelconque suggéré par la parole ou l'exemple est continué indéfiniment.

C'est l'état de *crédulité* du colonel de Rochas ou de *crédivité* de Luys,

C'est cet état que provoquent les professionnels du théâtre (Donato, Pickmann) à cause de tout ce que l'on peut en tirer pour amuser un auditoire qui ne demande pas autre chose que de se divertir.

B. *Le somnanbulisme* est sans contredit l'état qui offre le plus d'attrait à la curiosité, en raison des faits merveilleux qu'il peut offrir à l'expérimentation. Dans cet état, un sujet voit sans le secours des yeux, entend sans les oreilles, il distingue les objets à travers les corps opaques, peut donner des nouvelles d'une personne éloignée. S'il est malade il peut dépeindre sa maladie et même celle des autres et en indiquer le traitement.

C'est le somnambulisme provoqué qu'il ne faut pas confondre avec le somnambulisme naturel.

Les hypnotiseurs prétendent que c'est dans le somnambulisme que l'on peut atteindre le paroxysme de la suggestibilité.

C. *La Léthargie* est un état pathologique caractérisé par un assoupissement profond pendant lequel l'usage des sens est complètement aboli. En dehors de l'hypnose la léthargie ne s'observe guère que dans l'hystérisme.

Le sujet a les yeux fermés, les membres inertes, les muscles en état de résolution complète, la respiration considérablement affaiblie. Le pouls est à peine sensible, le mouvement de déglutition est le plus souvent complètement aboli, il ouvre les yeux qui sont comme vitreux ; on peut frotter le bord des paupières et même le globe de l'œil, sans que le sujet, qui ne reprend pas connaissance, semble n'en ressentir le moindre effet. L'insensibilité paraît absolue.

Dans son ensemble la léthargie est l'état qui ressemble le plus à la mort.

D. *La catalepsie* est également un état morbide pendant lequel la sensibilité extérieure et les mouvements volontaires sont suspendus.

Pendant cet état les muscles cessent d'obéir à la volonté et gardent la position qu'on leur donne. Cet état a été souvent confondu avec la léthargie, mais dans le premier état le corps semble complètement mort, les membres sont flasques, tandis que dans la catalepsie les membres raides conservent les positions les plus diverses qu'on peut leur donner. Les battements du cœur ne subissent presque aucune modification, la respiration, la déglutition continuent à s'effectuer d'une façon à peu près normale.

Au point de vue psychologique, l'expérience tend plutôt à démontrer que dans la plupart des cas, le cerveau ne perçoit aucune impression extérieure ; lorsque le sujet revient dans son état normal, il ne se souvient de rien, il semble ne pas avoir conscience de ce qui a été dit ou fait autour de lui.

E. *Les convulsions* sont des contractions brusques et involontaires, tantôt rapides, successives, donnant lieu à des mouvements saccadés. Elles peuvent être générales ou partielles, rythmiques ou irrégulières. Elles peuvent aussi être internes quand elles ne se manifestent que par la raideur de la tête avec fixité des yeux.

Au point de vue psychologique le cerveau doit cesser complètement de percevoir les impressions extérieures.

La convulsion n'est pas à proprement parler un état hypnotique, elle doit plutôt être considérée comme un accident qui se produit fréquemment pendant les séances d'hypnose.

Comme on peut le voir cette évolution, si variée, si complexe, sur laquelle les différentes écoles hypnotiques ne sont même pas d'accord, n'existe nullement dans le sommeil ordinaire.

Donc si le sommeil provoqué, ou même l'état le plus superficiel de l'hypnose (suggestibilité), ne ressemble en rien au sommeil naturel; si une personne plongée dans un de ces différents états, ne ressemble pas à une personne en état de veille, on doit donc considérer l'hypnotisme comme capable de provoquer des accidents ou tout au moins des troubles qui peuvent avoir des conséquences plus ou moins fâcheuses.

Voici du reste l'avis de M. le Dr Paul Regnard qui prit part un certain temps aux expériences de Charcot. Observation que l'on peut voir dans son ouvrage : *Sorcellerie, magnétisme, morphinisme. Délire des grandeurs*, page 267. « La catalepsie produite par un choc brusque (procédé de Charcot) peut se terminer par une attaque d'hystérie ; une fois même nous l'avons vue finir par une sorte de démence qui n'a pas duré moins de cinq jours et qui cessa spontanément ensuite. »

Le professeur Charcot lui-même a dit : « S'il y a des cas où l'on peut agir, il en est d'autres où il convient de s'abstenir, et des cas même où les pratiques d'hypnotisme sont nuisibles. » (*Revue de l'hypnotisme*, mai 1887).

Braid, l'innovateur de cette science, avait du reste prévu les dangers qui pourraient résulter de cette pratique : « Je suis certain, a-t-il écrit, qu'il faudra toute l'acuité d'observation et toute l'expérience des médecins pour décider dans quel cas il sera bon et sans danger d'avoir recours à l'hypnotisme. »

Les personnes qui ont assisté à des expériences d'hypnotisme (Donato, Pickmann), ont pu voir que les sujets endormis ou dans certains états de l'hypnose (suggestibilité, automatisme) exécutent les ordres de l'expérimentateur, subissant l'influence de la suggestion sans opposer la moindre résistance. L'hypnotiseur dit : Il fait très chaud, aussitôt le sujet prend l'attitude d'une personne gênée par la chaleur; s'il lui suggère qu'il est un personnage d'une grande importance, l'hypnotisé, véritable automate, semble prendre au sérieux le rôle de sa nouvelle situation et prend les manières qui conviennent à sa nouvelle personnalité.

L'hypnotiseur peut ainsi faire passer son sujet par les phases les plus diverses, et lui faire éprouver toutes sortes de sensations.

L'hypnotisé est un automate, un inconscient; il y a chez lui abolition complète du libre arbitre, violation du *moi* conscient ; c'est l'abberration complète de l'individu.

Dans un traitement hypnotique il n'y a aucun échange de l'opérateur au malade; l'hypnotiseur cherche à endormir son malade afin de le mettre dans un des états de l'hypnose (suggestibilité) qui lui permettra de lui imposer l'idée de guérison. Endormi et dans cet état automatique ou de suggestibilité, le sujet croira tout ce que lui dira l'hypnotiseur, et s'il est malade il croira tout aussi bien qu'il est bien portant. Tel est le rôle de l'hypnotisme appliqué au traitement des maladies. Reste à savoir maintenant si la suggestion, quand elle agit, persiste après le réveil.

« *La suggestion*, dit M. Bernheim, est l'acte par lequel une idée est introduite dans le cerveau et acceptée par lui. »

« Cette dernière condition, spécifie le Dr Cullère (*dans sa thérapeutique suggestive*) est indispensable, si le cerveau ne s'assimile pas l'idée qu'on lui inculque et ne cherche pas à la réaliser, il ne saurait y avoir suggestion.

« Pour se produire, la suggestion réclame donc un certain nombre de conditions, dont la première est ce qu'on appelle tour à tour, la confiance, la foi, la crédivité, c'est-à-dire un certain état d'esprit dans lequel le sujet est disposé à croire aveuglément à la parole d'une personne étrangère (l'hypnotiseur) ».

L'hypnotisme employé dans un but thérapeutique exerce donc son action sur l'idée du malade dont l'imagination est mise en jeu par la suggestion de l'opérateur.

« Cette action est donc fatalement limitée car le plus élémentaire bon sens ne permet pas d'admettre que le malade puisse prendre en lui la force qu'il n'a pas.

« Or, s'il est facile de comprendre qu'un organisme affaibli puisse se fortifier au contact d'un organisme bien équilibré, comme cela se passe en magnétisme, on ne conçoit pas du tout, sauf en de très rares exceptions, en vertu de quelles lois un organisme affaibli et détraqué puisse se fortifier et s'équilibrer par le seul fait de son imagination » (Berco), quoique nous sachions aussi bien que les hypnotiseurs qu'il y a corrélation intime entre le physique et le moral et réciproquement.

Le point qui nous paraît le plus important, c'est que les

hypnotiseurs sont obligés *d'endormir* les malades pour les guérir ou tout au moins pour leur suggérer l'idée de guérison. Nous ne doutons pas un seul instant de la valeur de leurs procédés, mais nous nous refusons d'admettre que leurs pratiques soient de même nature que les nôtres puisque chez eux le *sommeil* et l'*imagination* de leurs sujets font tous les frais de leurs méthodes, c'est l'avis de tous les auteurs sans exception.

Un fait que nous ne pouvons pas laisser inaperçu, c'est que les hypnotiseurs se servent souvent des procédés employés par les magnétiseurs.

Dans un travail publié dans la *Revue de l'hypnotisme*, en 1889, le Dr Liebault cite des résultats obtenus dans sa pratique « sur des nourrissons de 14 à 23 mois par *l'imposition des mains* ». Or l'imposition des mains est un moyen magnétique des plus puissants.

Du reste « le Dr Liebault croit à l'action efficace de l'eau magnétisée. » (Fauveau de Courmelles).

Autre part, on peut lire assez fréquemment dans le cours des ouvrages ou comptes rendus des hypnotiseurs, des explications de ce genre : nous avons soumis tel malade à une séance d'hypnotisme et les effets *magnétiques* n'ont pas tardé à se manifester. (Cullère et autres).

Le Dr Richer, partisan de l'hypnotisme, « pense que personne n'est absolument réfractaire au magnétisme », (*l'Homme et l'Intelligence*).

Dans son ouvrage déjà cité, le Dr Paul Regnard, qui ne semble pas manifester beaucoup de sympathie à l'égard des magnétiseurs, s'explique ainsi à la page 230 : « C'est à Braid, en somme, que l'on doit le premier manuel opératoire bien réglé de l'hypnotisme . . . .

. . . .

C'est à Braid que commence le magnétisme scientifique. »

C'est ainsi que les maîtres de l'hypnose et pas mal d'auteurs se plaisent à perpétuer cette erreur qui fait que l'on confond trop souvent les deux sciences.

« Si dans la pratique thérapeutique le plus grand nombre des hypnotiseurs emploie des procédés employés en magnétisme et que etymologiquement ils magnétisent, ils cherchent donc à tronquer les noms, magnétisme et magnétiseur, pour les remplacer par ceux d'hypnotisme, hypnotiseur, plus nouveaux, mieux à la mode et surtout plus en odeur de sainteté que les autres au sein de la Faculté ». (Berco).

Hypnotiseurs, conservez vos pratiques mais concluez avec nous que l'hypnotisme et le magnétisme sont deux sciences bien distinctes, avec des différences si importantes qu'il n'est plus possible de continuer à les désigner indistinctement sous la même dénomination : « *L'hypnotisme Est*, le magnétisme est également indéniable. » (Fauveau de Courmelles).

CONCLUSIONS : EN HYPNOTISME

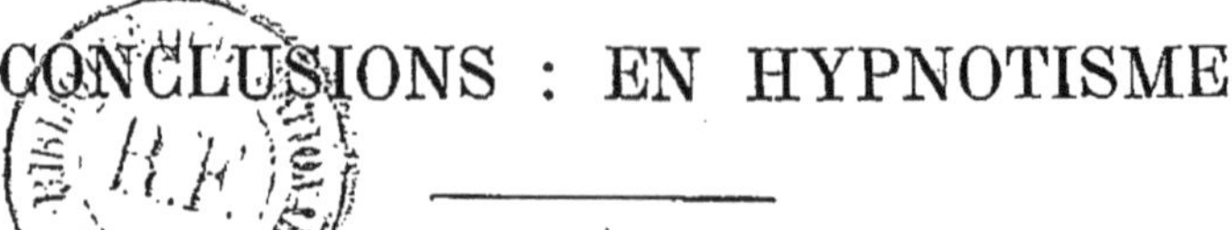

1. Aucun agent ne se dégage de l'opérateur.

2. Tout le monde peut donc être hypnotiseur.

3. Le malade passe de l'état de veille à l'état de sommeil provoqué.

4. Dans un des états du sommeil (suggestibilité) le malade reçoit la suggestion (idée de guérir) de l'hypnotiseur.

5. La mise en jeu de l'imagination de l'hypnotisé est la cause productive du phénomène, réaction par idée de guérir.

6. L'imagination étant indispensable, les enfants avant l'âge de raison et les personnes sans connaissance ne peuvent pas être hypnotisées.

7. Tout le monde ne peut donc pas être plongé dans l'état hypnotique.

8. La suggestion (idée de guérir) ne persiste pas toujours après le réveil.

9. Les états hypnotiques sont par eux-mêmes considérés pathologiquement.

10. Certains états hypnotiques présentent de graves dangers.

11. L'hypnotisme est lui avec ses phénomènes particuliers.

À LA LIBRAIRIE DU MAGNÉTISME

DU MÊME AUTEUR :

LE MAGNÉTISME CURATIF DEVANT L'ÉGLISE

Dans cette brochure l'auteur prouve, à l'aide de nombreux documents, que les pratiques du magnétisme considéré au point de vue thérapeutique, n'ont jamais été condamnées par l'Église.

Ce petit ouvrage, à la portée de tout le monde, doit être entre les mains de tous ceux qui s'intéressent à cette science; en le répandant, ils aideront à dégager le magnétisme de tous les préjugés dont on s'est toujours plu à l'entourer.

C'est un tout petit ouvrage qui contient de grandes choses ; il est déjà dans beaucoup de mains.

Édition de propagande : 0 fr. 40 *franco.*

LA CURE MAGNÉTIQUE

Dans cette brochure, l'auteur donne un exposé succinct du magnétisme et une explication très claire sur les effets produits par son application ainsi que sur la marche et la durée du traitement.

Franco : 0 fr. 60.

PARAITRONT SUCCESSIVEMENT :

1. Magnétisme et guérisons.
2. Le diagnostic par contact.
3. Magnétisme et magnétiseurs.
4. Les mauvais sorts.

BIBLIOTHÈQUE DU MAGNÉTISME

Les ouvrages anciens ne se trouvent que dans les grandes bibliothèques, et les nouveaux sont trop nombreux pour que tous ceux qui s'intéressent au progrès magnético-spiritualiste puissent se les procurer. Sauf quelques rares exceptions, les bibliothèques publiques ne consentent pas le prêt à domicile ; elles ne contiennent guère que de l'histoire et de la littérature ; elles n'ont pas d'ouvrages anciens, et les nouveaux ne sont classés et mis à la disposition du public que longtemps après leur publication.

C'est pour combler cette lacune que M. Durville eut l'idée, qui reçut un commencement d'exécution en 1880, de fonder, sous le nom de *Bibliothèque du Magnétisme*, à l'instar de *Circulating Library* de Londres pour la littérature, une bibliothèque circulante concernant exclusivement les ouvrages de Magnétisme, d'Hypnotisme, de Spiritisme, d'Occultisme et autres Sciences qui s'y rattachent.

La *Bibliothèque du Magnétisme*, qui devient de plus en plus considérable, se compose aujourd'hui : 1º de plus de 6.000 volumes sur le Magnétisme et sur toutes les branches du savoir humain qui s'y rattachent ; 2º de la collection complète de presque tous les journaux du monde qui ont paru sur ces questions ; 3º de plus de 600.000 gravures, portraits, autographes, médailles, articles de journaux, notes sur les hommes et les choses ou objets divers classés méthodiquement, et constituant un véritable *Musée du Magnétisme*.

Pour favoriser l'étude du Magnétisme, tous les documents de cette volumineuse collection sont communiqués sur place aux intéressés, et tous les volumes sont confiés au public aux conditions suivantes :

Abonnement d'un an	**25 fr** »
— *six mois*	**13** »
— *trois mois*	**7** »
— *un mois*	**2 50**
— *par jour*	» **10**

Pour les professeurs et les Elèves de l'*Ecole pratique de Magnétisme et de Massage*, l'abonnement annuel est réduit à 10 francs.

Tous les volumes sont remis comme nantissement ou expédiés en gare, dans toute l'Europe, aux frais du destinataire. — La *Bibliothèque du Magnétisme* est ouverte le jeudi et le dimanche, de 9 heures à midi ; les autres jours, de 1 heure à 4 heures.

Angers. — Imp. orientale A. Burdin et Cie, 4, rue Garnier.

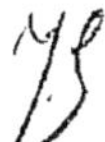